AF468771

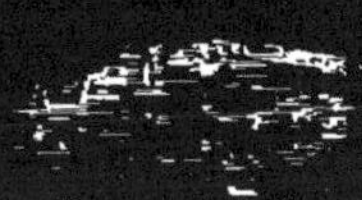

CONSEILS PRATIQUES

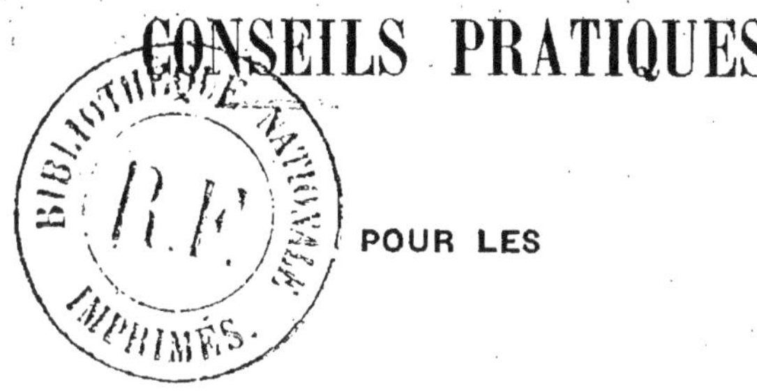

POUR LES

EXCURSIONS A PIED

Par un Vieux Marcheur

BOULOGNE-SUR-MER

IMPRIMERIE G. HAMAIN

83, RUE FAIDHERBE

1899

CONSEILS PRATIQUES

POUR LES

EXCURSIONS A PIED

PAR UN VIEUX MARCHEUR

PREMIÈRE PARTIE

AVANTAGES DE LA MARCHE

1° *Nécessité de l'exercice en plein air*

L'homme sédentaire, vivant la plupart du temps dans l'air confiné de sa maison, de son bureau, s'anémie, perd ses forces, son appétit et devient la proie des infirmités, des maladies.

« Allez au grand air, prenez de l'exercice » : tel devrait être le conseil de tout médecin consciencieux.

« On ne se nourrit pas de l'air du temps, » dit un vieux proverbe ; mais l'exercice au grand air contribue puissamment à donner l'appétit, la force, la santé.

2° *La monotonie*

Le plus grand ennemi de l'exercice est la monotonie.

Vous avez choisi une habitation à proximité d'un grand jardin, d'un parc, dans le but d'avoir toujours une promenade facile.

Quand vous connaîtrez tous les coins et recoins de ce magnifique parc, quand vous serez rassasié de ses beautés (et cela ne tardera pas), vous n'y mettrez plus les pieds. Dès lors, adieu l'exercice en plein air.

3° *Le voyage à pied*

Que de variétés dans le voyage à pied! « Vous voyez tout à votre aise ; pas un joli site, pas un beau point de vue ne vous échappe. Vous vous souvenez toujours ; car les endroits où l'on a cueilli une plante, respiré une fleur, coupé une branche de feuillage, pris un peu de repos, ou fait un léger repas ; ces endroits là restent gravés dans votre mémoire. »

Chaque excursion vous révèle de nouveaux paysages, vous montre des visages nouveaux, vous procure des impressions nouvelles et à peu de frais.

Vous pouvez voyager à pied aussi modestement que votre bourse l'exige. La chasse, l'équitation ne sont pas à la portée de tous.

Vous préférez voyager en vélocipède, en automobile, en chemin de fer.

Quand vous avez voyagé ainsi, que vous reste-t-il comme souvenir des pays que vous avez parcourus ?

Le souvenir d'un trajet fait à vol d'oiseau.

Vous êtes pressé d'arriver, prenez ces moyens de locomotion. Profitez-en pour vous rendre dans la contrée plus ou moins lointaine choisie pour votre excursion.

Mais quand vous voulez voyager pour votre agrément, pour prendre de l'exercice, pour vous distraire, pour vous délasser ; croyez-moi, allez à pied.

Botaniste ou entomologiste, minéralogiste ou archéologue, artiste ou ingénieur ou même simple flaneur, allez à pied.

Voulez-vous être libre comme l'air, ne pas dépendre des heures de chemin de fer, du départ de la diligence, d'un écrou de *pneu* ou de *teuf-teuf* ? allez à pied.

La marche vous fera du bien à tout point de vue. Vos soucis, vos tracas s'évanouiront, votre appétit, votre gaieté renaîtront. Votre excursion terminée, c'est avec une vigueur et une santé renouvelées que vous affronterez les luttes de la vie. Viennent les grandes manœuvres ou la guerre, vous ferez un bon soldat et non un traînard.

« Le succès à la guerre est dans les jarrets » disait le maréchal de Saxe et Napoléon Ier ajoutait : « à courage et à nombre égaux, une armée composée de soldats sachant marcher battra toujours une armée de soldats qui ne savent pas marcher. »

Ils savaient bien marcher les soldats du grand Empereur ; témoins leurs marches sur Vienne, sur Berlin, sur Lisbonne, sur Moscou !

DEUXIÈME PARTIE

ÉQUIPEMENT

1° *La Chaussure*

Commençons par en bas s'il vous plaît. C'est-à-dire par la chaussure.

Sur ce sujet, nous ne pouvons mieux faire que de citer les aphorismes de l'auteur des voyages en zig-zag, du sympathique Topffer, véritable fondateur de l'alpinisme :

« — Pour le voyageur à pied, la chaussure est tout, le chapeau, la blouse, la gloire, la vertu ne viennent qu'après :

— Un rebord qui agace, une empeigne qui presse, une pointe qui serre, un talon qui frotte, un pli qui lime, c'est la mort de la joie et le commencement des grandes acretés. Voici un site sans pareil, un festin splendide, un schauspiel de toute magnificence... oh bien oui ! J'ai l'orteil en marmelade et le cou-de-pied qui se désosse !

— Plusieurs se commandent en cuir fort, une semelle double, une armure de clous. Ce sont des conscrits, avant deux jours la lame partira de l'excellence du fourreau.

— Cuir souple, semelle moyenne et des clous juste de quoi mordre sur les gazons glissants et sur les glaces en pente, c'est ce que l'expérience conseille.

— Si vous êtes habitué au sabot, emportez vos sabots. Si vous n'êtes fait qu'aux escarpins emportez vos escarpins. Changer nuit, innover cuit.

— Que votre cordonnier de la veille ait fait votre chaussure, car il connaît votre pied.

— Retourner ses bas, chose excellente, car le soulier, si honnête qu'il soit, ne laisse pas que de vous macadamiser dans la plante chaque aspérité des mailles. C'est ce qu'on évite si on lui laisse le côté rèche pour se donner à soi le côté moelleux.

Toutefois, il y a un principe qui domine, qui remplace tout ceci ; et ce principe, c'est le bas de laine. Inutile alors de retourner, à droite comme à l'envers, le bas de laine a toutes les vertus.

A bas les bottes, vivent les guêtres, et encore mieux les souliers qui s'en passent : ce sont des sortes de bottines sans attaches ni oreilles qui recouvrent le pied de partout. Pour les mettre, on passe l'index dans un tirant fixe au talon et l'on tire. La porte est étroite, mais l'appartement est spacieux, et point de fâcheux n'y viennent importuner Monseigneur.

— Souliers lustrés, petit mérite, souliers graissés, bon usage. Ni pluie, ni rosée ne s'y fixent pour les détremper.

— Souliers mouillés, souliers pesants, mais souliers brûlés, savates racornies. Prendre patience donc plutôt que de faire sécher au feu.

Il entend votre orteil et il sait vos oignons.

Après quoi, faites recoudre, faites retenir, faites doubler, retenir et recoudre tout à la fois, mais ne commandez ni n'achetez.

Vieux souliers, bons souliers, et de là, théorie de tout à l'heure, celle d'aller de savetier en savetier jusqu'au bout du monde, et par delà.

— Au surplus, ce n'est encore ici que l'essentiel, mais en même temps, le vulgaire de la chose ; et bien bornés ceux qui croiraient y voir la philosophie entière des souliers. Derrière ces grossiers axiomes s'ouvre tout un monde de procédés ingénieux, de soins intelligents et de voluptés délicates. Que quelques mots au moins en fassent foi.

— Semelle large dont les bords soient affranchis en

biseau ; vrai secret de préserver la plante, de protéger l'arête, de garantir le côté, le biseau écarte les cailloux traîtres, brave les rocailles à scie et les rocailles à tranchant, écrase les scélérates de pointes, de ronces, de racines à fleur de terre qui, embusquées sous l'herbe des taillis, attendent une empeigne à percer, un oignon à froisser, un cor à qui faire voir les étoiles en plein midi. »

En voyage, il est utile d'avoir deux paires de chaussures.

Rien ne repose le pied comme un changement de chaussure après la marche.

N'oublions pas de rappeler que la chaussure doit avoir peu de talon afin que le pied pose mieux à terre ; que les chaussures lacées sont préférables à la condition que vous ne serriez pas trop le lacet pour la marche et le desserriez tout à fait avant de reposer ou de dormir chaussé.

2° *L'espadrille*

Par *les temps secs* la meilleure chaussure est l'espadrille bien cordée, goudronnée, avec talonnette et lacée jusqu'au dessus de la cheville.

Elle est légère, fraîche ; c'est la chaussure des montagnards, des contrebandiers des Pyrénées et d'une partie de l'armée espagnole.

Voici comment il faut s'en servir :

Mettre des chaussettes russes (bande de toile soigneusement enroulée autour du pied), par dessus vos bas, le tout formant matelas ;

Chaussez vos espadrilles sans trop serrer le lacet ; vous ignorerez les cailloux de la route, vous escaladerez ou descendrez comme un isard et serez exempt d'ampoules.

3° *Les vêtements*

Portez des bas ou préférablement des chaussettes de laine.

Celles de coton ou de fil sont plus fraîches ; mais font des plis et occasionnent des gercements.

Naturellement vous avez dans votre sac plusieurs paires de chaussettes, et au moins une chemise de rechange.

La chemise de flanelle est préférable à celle de toile. La meilleure est la chemise de tricot léger portée par les cyclistes.

Que votre pantalon, votre veste soient de laine légère ou épaisse suivant la saison.

Une blouse de chasse ample et légère est aussi très commode.

Portez le couvre-chef qui vous est le plus commode : béret pour les temps froids, chapeau de paille ou casquette avec couvre nuque pour les temps chauds.

Si le soleil est ardent, mettez dans la coiffe une *feuille de chou*, vous vous en trouverez bien.

Comme complément, qu'il fasse chaud ou froid, sec ou pluvieux, je vous recommande la pèlerine légère à capuchon, dite *vosgienne*.

Elle tient peu de place roulée sur votre havre-sac ; s'il pleut, s'il fait froid, elle vous rend d'immenses services.

Vous pouvez encore l'étendre sur votre lit si vous n'avez pas assez de couvertures.

Ayez des vêtements légers qui puissent se superposer ou s'enlever selon le temps.

4° *Le havre-sac*

Il doit être léger, imperméable.

Les sacs anglais en toile caoutchoutée sont excellents. Ils sont garnis à l'endroit où ils reposent sur le dos, de baguettes de jonc qui empêchent le contact absolu, laissent circuler l'air et préviennent ainsi la transpiration.

Ne garnissez pas trop votre sac, sinon vos épaules en pâtiront.

Ne prenez que l'indispensable.

A moins que vous ne connaissiez très bien le pays, n'oubliez pas des cartes d'état-major et une petite boussole de poche.

Carte en main vous savez toujours où vous êtes et vous ne vous égarez pas.

En cas d'orage ou d'accident il vous est facile de découvrir l'habitation la plus proche.

La boussole jointe à la carte vous fait trouver les points de repère et vous guide si vous êtes surpris par le brouillard.

Vous avez une canne ferrée dite demi-pique, une gourde contenant un peu de vin généreux ou de café.

Inutile de vous recommander de ne pas oublier le *nerf de la guerre* et du voyage.

Vous voilà prêt à partir.

5° *Les accessoires*

Ils ne sont pas indispensables ; mais contribuent beaucoup à l'agrément du voyage.

Botaniste, je vous vois avec votre inséparable boîte de fer blanc peinte en vert.

Photographe, vous emportez votre appareil. On en fait de si légers aujourd'hui : les kodacks par exemple dont les rouleaux de feuilles sensibles peuvent être changées même en plein jour.

Géologue, vous êtes muni de votre marteau, de votre trousse et du sac où vous placez vos échantillons.

Je recommande à tous les touristes de porter en bandouillère la légère *musette* ou sac en toile de nos troupiers. Vous y placez vos cartes, votre lorgnette, votre couteau, votre gourde, un croûton de pain, la poire pour la soif, en un mot tout ce que vous voulez avoir immédiatement sous la main.

Vous êtes musicien ; tant mieux, emportez votre instrument pourvu qu'il ne soit pas trop lourd ou trop volumineux.

Une petite flûte, par exemple, est précieuse pour cadencer le pas pendant la marche et pour distraire pendant les haltes.

Les chanteurs contribuent aussi au charme de l'excursion.

Les touristes munis d'un sifflet puissant ou d'une petite corne de chasse peuvent s'appeler, se reconnaître de loin et même causer entre eux à de grandes distances. On use des signaux acoustiques basés sur les longues et les brèves de l'alphabet télégraphique Morse.

Vous êtes quatre ou plus, vous emportez chacun sur votre sac une pièce de toile de campement en y joignant quelques piquets, vous pouvez, s'il vous plaît, ainsi, camper en plein air, éviter les frais d'hôtel et les punaises.

Par exemple, n'allez pas camper sur une fourmilière ou près d'un tas de fumier, ou d'une eau stagnante.

Choisissez un terrain sec et à l'abri du grand vent. Ayez soin de tapisser le sol à l'intérieur de votre tente, d'un lit épais de paille, d'herbes sèches, de fougère, et faute de mieux, de feuillage.

TROISIÈME PARTIE

COMMENT ON MARCHE

1° *La marche ordinaire*

Bien marcher est un art que tout le monde ne possède pas.

Selon la façon dont vous marcherez, vous vous fatiguerez ou ne vous fatiguerez pas.

Vous vous fatiguerez rapidement si vous abandonnez votre marche habituelle pour faire de plus grandes ou de plus petites enjambées, ou si vous hâtez le pas surtout au début de la marche, si vous appuyez lourdement sur les talons.

Vous ne vous fatiguerez pas si vous conservez votre marche habituelle, une allure modérée, toujours égale.

Pour marcher longtemps ne cherchez pas à dépasser une vitesse de cinq kilomètres à l'heure.

Posez le pied à plat et appuyez légèrement à chaque pas sur la pointe du pied.

Telle est la marche ordinaire.

2° *La marche avec flexion est encore préférable*

On peut soutenir cette allure beaucoup plus longtemps, avec moins d'efforts musculaires ; avec moins de fatigue par conséquent.

Le poids du corps porte sur les genoux qui sont, durant cette marche, légèrement ployés et ne se raidissent point à chaque pas, comme dans la marche ordinaire.

Si la route est unie, vous soulevez très peu le pied en marchant. Vous obtenez ainsi un *minimum* de déplacement des muscles locomoteurs.

La marche avec flexion est à proprement parler le pas gymuastique ralenti à la cadence de la marche.

3° *Le pas gymnastique*

Ne courez pas à moins de nécessité absolue.

Ne courez jamais en montant.

Si vous êtes obligé de courir, partez lentement, au pas de flexion accéléré.

Vous pourrez soutenir cette allure beaucoup plus longtemps et vous irez beaucoup plus loin que celui qui s'est élancé à toute vitesse.

Evitez de vous essouffler. Le coureur est obligé de s'arrêter par essoufflement plutôt que par fatigue.

4° *L'époque, le temps et la durée de la marche*

Les meilleures époques pour la marche sont le printemps et l'automne.

En été, les chaleurs excessives fatiguent beaucoup.

En cette saison, mettez-vous en route de très bonne heure ; ne marchez pas entre 10 heures du matin et 4 heures du soir.

En hiver, on marche très bien. En temps de gelée, la marche est un véritable plaisir.

La neige est un tapis moelleux pour les pieds.

Evitez de faire excursion pendant qu'il neige, vous pourriez vous égarer ; en pays de montagne, c'est très dangereux.

En toute saison, partez de bonne heure, faites pendant la matinée les deux tiers du *trajet de la journée* et, toutes les deux heures, ayez une halte de dix minutes.

Durant l'après-midi, vous ferez le dernier tiers du trajet avec halte toutes les heures.

Si vous n'êtes pas *entraîné*, c'est-à-dire habitué à la marche, ne faites pas plus de six lieues dans les premières journées.

Le troisième jour de marche est le moment critique. Les jambes sont quelque peu raidies par les marches précédentes ; marchez quand même, vos jambes s'assoupliront.

Vous voilà passé marcheur.

Vous pourrez arriver à vos quinze lieues par jour.

Mais ne dépassez pas cette limite si vous voulez continuer sans courbatures.

QUATRIÈME PARTIE

HYGIÈNE

1° *La transpiration*

Autant que possible ne laissez pas sécher sur vous du linge trempé par la sueur.

En arrivant à la halte, mettez du linge sec. Si vous ne pouvez le faire, couvrez-vous de votre manteau, évitez les courants d'air afin que la transpiration cesse insensiblement et non brusquement ; sinon, gare la fluxion de poitrine.

Changez aussi de bas et de chaussures même à la halte de midi et surtout à l'arrivée au gîte.

Se laver chaque matin entièrement et rapidement à l'eau fraîche est d'une excellente hygiène.

2° *Les soins à donner aux pieds*

Chaque jour aussi, lavez-vous les pieds à l'eau légèrement alcoolisée et essuyez-les avec soin.

Ne tenez pas longtemps les pieds à l'eau ; cela attendrit la peau.

Ne graissez pas non plus les pieds, cela bouche les pores.

S'il vous advient des ampoules, percez-les délicatement de part en part avec une aiguille enfilée de fil blanc. Vous tirez l'aiguille et laissez dans l'ampoule un bout de fil qui dépasse de chaque côté. Le sérum s'écoule par là et l'ampoule s'affaisse naturellement.

Ne négligez pas la moindre écorchure; lavez-la à l'eau boriquée ou additionnée d'alcool camphré. Puis entourez-là de linge que vous renouvelez chaque jour jusqu'à ce que la blessure soit tout-à-fait cicatrisée.

A l'endroit où la chaussure vous blesse, grattez avec un fragment de verre ; vous adoucissez ainsi l'angle qui occasionne la compression.

3° *La pluie*

Quand vous êtes surpris de pluie, mettez votre pèlerine vosgienne à capuchon par-dessus votre sac, vous aurez l'air d'un bossu, mais votre sac et le linge qu'il contient resteront secs, vous n'aurez de mouillé que le bas des pantalons.

Vous profitez de la première halte pour vous sécher.

4° *La nourriture et la boisson*

Durant votre excursion, mangez peu à la fois.

Préférez le bouillon, les œufs, le rôti saignant aux féculents et au poisson.

Ne chargez pas et surtout ne surchargez pas votre estomac.

Abstenez-vous d'alcools ; ceci est essentiel.

Le vin pris modérément soutient les forces. Le café et le thé sont aussi d'excellentes boissons.

Dans les marches très fatigantes, vous augmentez votre endurance en prenant de temps à autre une cuillère à café de la boisson suivante :

Kola pulvérisé, 40 grammes.
Alcool à 90°, 500 grammes.

Faites macérer quatre jours et filtrez.

Il vaut mieux pourtant s'abstenir de cet excitant.

Il occasionne tout au moins la constipation.

La bière ne donne pas de jambes ; elle alourdit.

Méfiez-vous du cidre et de certains vins blancs qui coupent les jambes au marcheur.

Ne buvez jamais d'eau pure surtout à jeun.

Quand vous avez, en marche, une soif intolérable, rincez-vous seulement la bouche à l'eau fraîche additionnée de quelques gouttes de vinaigre.

L'eau des glaciers si fraîche et si claire est perfide ; elle courbature les jambes, redouble la soif, expose aux congestions et aux dérangements de corps.

Par les grands froids, ne prenez jamais d'eau-de-vie pure ; elle ne réchauffe que pour quelques instants et vous fait risquer la congestion.

Avec un froid de — 20°, j'ai vu un ouvrier tomber foudroyé par la congestion pour avoir pris un petit verre d'eau-de-vie.

Le vin, au contraire, ramène la chaleur.

Les moines du Saint-Bernard, lorsqu'ils vont par la tempête, à la recherche des voyageurs perdus dans la neige, attachent au cou de leurs chiens une gourde, non pas d'eau-de-vie, mais de vin.

Un verre de vin chaud pris à temps peut vous sauver d'un refroidissement. Quand on a très froid, ce qui réchauffe le mieux est une tasse de thé bue aussi chaude qu'on peut le supporter.

En Russie, c'est le thé bouillant qu'on offre au voyageur transi de froid.

Ces avis et ces conseils donnés, il me reste à vous souhaiter, cher lecteur, bon jarret et bon voyage.

UN VIEIL EXCURSIONNISTE.

TABLE DES MATIÈRES

PREMIÈRE PARTIE

Avantages de la marche

DEUXIÈME PARTIE

Équipement

TROISIÈME PARTIE

Comment on marche

QUATRIÈME PARTIE

Hygiène

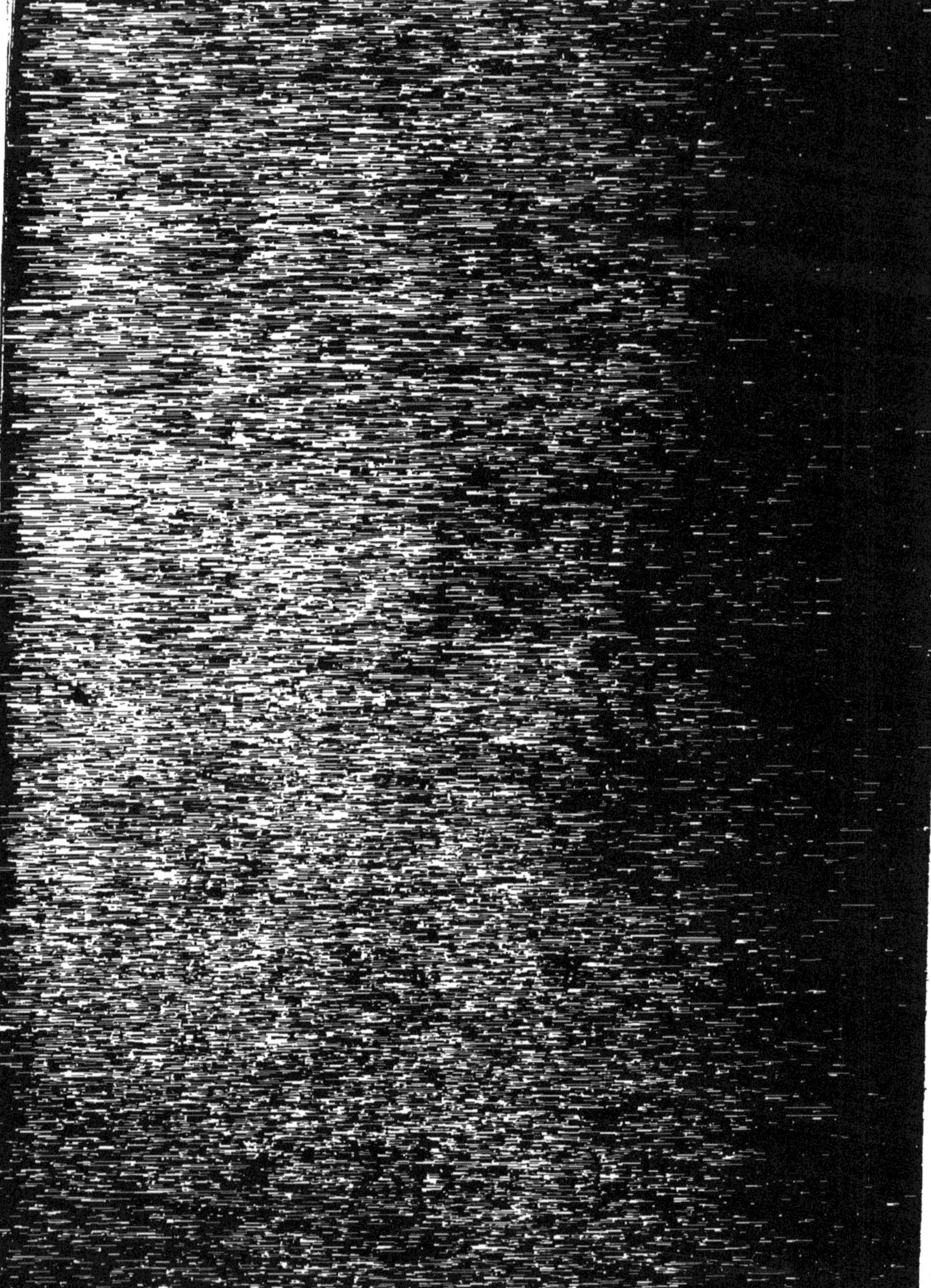

www.ingramcontent.com/pod-product-compliance
Ingram Content Group UK Ltd.
Pitfield, Milton Keynes, MK11 3LW, UK
UKHW020230200726
13856UKWH00004B/1683

9 782011 906380